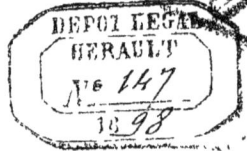

DE QUELQUES PROPRIÉTÉS

DES ACIDES

ALCOYLPHOSPHORIQUES

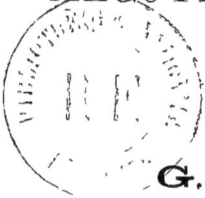

PAR

G. BELUGOU

DOCTEUR EN MÉDECINE
PHARMACIEN DE 1re CLASSE (DIPLOME SUPÉRIEUR)
LICENCIÉ ÈS-SCIENCES PHYSIQUES
CHEF DES TRAVAUX DE PHYSIQUE ET DE CHIMIE
A L'ÉCOLE SUPÉRIEURE DE PHARMACIE DE MONTPELLIER
OFFICIER D'ACADÉMIE

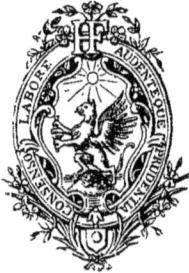

MONTPELLIER
IMPRIMERIE CENTRALE DU MIDI
(HAMELIN FRÈRES)

———

1898

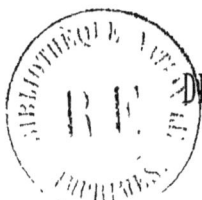

DE QUELQUES PROPRIÉTÉS

DES

ACIDES ALCOYLPHOSPHORIQUES

DE QUELQUES PROPRIÉTÉS

DES ACIDES

ALCOYLPHOSPHORIQUES

PAR

G. BELUGOU

DOCTEUR EN MÉDECINE
PHARMACIEN DE 1re CLASSE (DIPLOME SUPÉRIEUR)
LICENCIÉ ÈS-SCIENCES PHYSIQUES
CHEF DES TRAVAUX DE PHYSIQUE ET DE CHIMIE
A L'ÉCOLE SUPÉRIEURE DE PHARMACIE DE MONTPELLIER
OFFICIER D'ACADÉMIE

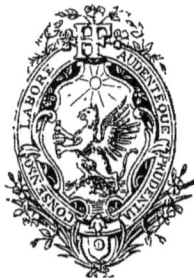

MONTPELLIER
IMPRIMERIE CENTRALE DU MIDI
(HAMELIN FRÈRES)

1898

A MONSIEUR H. IMBERT

DIRECTEUR DU LABORATOIRE DE RECHERCHES CHIMIQUES
DE L'ÉCOLE SUPÉRIEURE DE PHARMACIE
DE MONTPELLIER

G. BELUGOU.

INTRODUCTION

En 1876, MM. Berthelot et Louguinine (1) ont démontré que les chaleurs de neutralisation de l'acide phosphorique à l'état dissous par une première, une deuxième, puis une troisième molécule d'alcali, ont des valeurs différentes, savoir :

14, ^{Cal} 7 pour la première, 11, ^{Cal} 6 pour la deuxième,
7, ^{Cal} 3 pour la troisième,

Ils en ont conclu que l'acide phosphorique considéré comme un acide tribasique, contient trois fonctions acides différentes, accusées par les trois valeurs des chaleurs de neutralisation à l'état dissous. La première décelant une fonction acide fort comparable à celle de l'acide sulfurique, la seconde une fonction acide faible comparable à celle de l'acide borique, la troisième comparable à la chaleur de neutralisation des phénols.

Ces idées semblaient avoir reçu une nouvelle confirmation par les expériences de Joly, qui montra que l'acide phosphorique se conduisait à l'héliantine A comme un acide mono-basique, et à la phtaléine comme un acide bibasique.

Depuis lors, M. de Forcrand (2), pensant avec juste raison

(1) Ann. Phys. et Chimie. [5] t IX p. 23.
(2) C. R. t. CXV, p. 610, 1892.

que la différence des chaleurs de neutralisation de l'acide phosphorique à l'état dissous, était due à des réactions complexes se produisant au sein même de la dissolution, a cherché, en rapportant les chaleurs de formation des phosphates métalliques à l'état solide, à éviter l'influence de ces réactions secondaires. Il a ainsi montré que les trois fonctions de l'acide phosphorique étaient suivant lui identiques. Il admet donc que la formule de l'acide phosphorique est symétrique et représentée par le schéma plan :

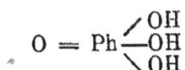

$$O = Ph \underset{\diagdown OH}{\overset{\diagup OH}{-OH}}$$

En 1894, M. Cavalier étudiant les éthers phosphoriques indiqua que l'acide monométhylphosphorique se conduisait aux réactifs colorés héliantine et phtaléine comme l'acide phosphorique lui-même. Il fut ainsi amené à déterminer les chaleurs de neutralisation de ce corps à l'état dissous, et indiqua que l'action d'une première, puis d'une deuxième molécule de soude dégageait :

15, Cal. 6 et 13, Cal. 8

une troisième molécule de soude ne dégageait, d'ailleurs, qu'une quantité de chaleur insignifiante.

La question en était là, lorsque, dans une étude des glycérophosphates, MM. H. Imbert, Astruc et moi avons été amenés à indiquer que l'acide glycérophosphorique se conduisait vis-à-vis de l'héliantine et de la phtaléine comme l'acide phosphorique, et que les chaleurs de neutralisation à l'état dissous de cet éther-acide accusaient encore des fonctions acides différentes dans les conditions de l'expérience.

Il devenait dès lors intéressant de savoir si les deux fonctions acides persistaient avec leur caractéristique dans tous les éthers phosphoriques, ou si ces fonctions subissaient des modifications, soit du fait de la présence d'oxhydriles alcooliques dans le radical d'alcool éthérifié, soit par suite du changement de poids moléculaire, ou de la fonction particulière de cet alcool (phénol ou carbure non saturé).

C'est donc pour atteindre ce but que, sur les indications de M. Imbert, directeur du Laboratoire de Recherches chimiques de notre École, et avec ses conseils éclairés, j'ai entrepris ce travail.

De là à examiner comment se conduisent les acides dialcoylphosphoriques à l'héliantine et au calorimètre, il n'y avait qu'un pas, aussi je joindrai cette étude à la précédente. Tous les faits que je présente aujourd'hui ne permettent malheureusement pas, suivant moi, de se prononcer d'une façon catégorique sur la constitution de l'acide phosphorique, mais ils peuvent donner naissance à une discussion théorique d'où sortiront encore, j'en suis convaincu, des résultats de quelque importance. C'est ainsi, par exemple, que j'ai été amené à ébaucher l'étude de la vitesse et de la limite d'éthérification de l'acide phosphorique, étude que je continue en collaboration avec M. Imbert, et qui conduira, je pense, à des conclusions aussi intéressantes que celles de l'éthérification des divers acides minéraux jusqu'ici étudiés.

Ainsi se trouve faite d'elle-même la division de ce travail, comprenant :

CHAPITRE Ier. — Acidimétrie des éthers alcoylphosphoriques — Dosage volumétrique d'un mélange d'acide phosphorique, d'acides mono et dialcoylphosphoriques et de phosphate trialcoolique.

DE QUELQUES PROPRIÉTÉS

DES

ACIDES ALCOYLPHOSPHORIQUES

CHAPITRE I

ACIDIMÉTRIE DES ACIDES ALCOYLPHOSPHORIQUES

Dosage volumétrique des acides monoalcoylphosphoriques. — Je ne me suis point occupé jusqu'à présent de la préparation des acides alcoylphosphoriques purs, mais je les ai obtenus en dissolution en partant d'un alcoylphosphate de plomb pur qui, mis en suspension dans l'eau, est ensuite décomposé par l'hydrogène sulfuré. Ce dernier corps est chassé par un courant de gaz inerte à la température ordinaire et les dernières traces en sont éliminées par l'exposition dans le vide.

Pour obtenir ces alcoylphosphates purs, au moins, en ce qui concerne les termes méthylé, éthylé et phénylé, on opère de la façon suivante :

On prend l'alcool ou le phénol dans le plus grand état de

pureté possible. Si les corps sont liquides, on refroidit dans un bain d'eau et si, comme pour le phénol, ils sont solides, on chauffe à la température de fusion. On ajoute ensuite de l'anhydride phosphorique par petites portions et, dans le cas du phénol, la chaleur dégagée par la réaction suffit à maintenir la masse fluide. On continue l'addition d'anhydride phosphorique jusqu'à ce que ne se produise plus le petit bruissement caractéristique que l'on entend dès le début de l'opération au moment du mélange. On constate alors qu'il s'est formé une partie solide et une partie liquide sirupeuse.

La partie solide, bien lavée à l'alcool, pour dissoudre les éthers, est de l'acide métaphosphorique. Mise en dissolution dans l'eau, en effet, elle coagule l'albumine.

La partie liquide et sirupeuse, le plus souvent colorée en brun, est, comme il sera démontré plus tard, un mélange d'alcool non éthérifié, d'acide phosphorique et des trois éthers.

Mais il importe de retenir que ce mélange ne contient pas la moindre trace d'acide métaphosphorique, cet acide étant insoluble dans les alcools. On peut s'en assurer d'une façon certaine en étendant une petite partie du liquide avec de l'eau distillée et faisant la réaction à l'albumine. Des traces d'acide métaphosphorique, même en présence du mélange précédent, coagulent d'ailleurs le blanc d'œuf.

Ce liquide est alors additionné d'eau, et dans le cas du phénol agité préalablement avec de l'éther pour séparer l'acide diphénylphosphorique, l'éther triphénylique et le phénol en excès.

Dans tous les cas, la partie aqueuse est soumise à une précipitation fractionnée au moyen d'une solution d'acétate de plomb. L'acide phosphorique est, dans ces conditions, précipité tout d'abord, mélangé à une certaine quantité de monoalcoylphosphate de plomb.

En analysant les diverses parties ainsi séparées, on constate que certaines d'entre elles sont formées par du monoacoylphosphate diplombique pur. Elles peuvent être utilisées par la préparation de la solution d'acide monoalcoylphosphorique.

Pour ne citer qu'un exemple, j'indiquerai que, dans ces conditions, j'ai pu séparer du méthylphosphate diplombique, dans lequel j'ai dosé le plomb. Il contenait 65,36 pour 100 de ce métal, alors que la théorie exigerait 65,23 pour 100.

Ce résultat peut d'ailleurs être confirmé par acidimétrie, comme je le dirai plus loin. Il en résulte que la précipitation fractionnée par l'acétate de plomb permet de séparer les monoalcoylphosphates diplombiques dans un état de pureté suffisant. Je n'ai pas besoin d'ajouter que ce contrôle a été effectué pour les autres alcoylphosphates. On conçoit, dès lors, qu'en décomposant ces sels par l'hydrogène sulfuré, on puisse obtenir des solutions d'acide alcoylphosphorique pur.

Si l'on prend un volume déterminé de cette solution et qu'on y ajoute à la fois de l'héliantine et de la phtaléine, le liquide prend la coloration rose caractéristique de l'héliantine en solution acide. Au moyen d'une burette graduée, on peut alors ajouter goutte à goutte une solution alcaline titrée de potasse ou de soude, et constater qu'au moment où l'héliantine vire, on a employé un volume V de cette solution titrée, mais à ce moment le liquide est encore fortement acide à la phtaléine. Si on continue alors l'addition de la liqueur titrée, jusqu'à réaction légèrement alcaline à la phénolphtaléine, on aura exactement employé le même volume V de solution. Il s'ensuit que ces acides alcoylphosphoriques sont monobasiques à l'héliantine et bibasiques à la phtaléine, et ce n'est point là un fait isolé. Tous ces acides se conduisent rigoureusement de la même façon, quelles que soient d'ailleurs les fonctions particulières persistant dans le radical de l'alcool éthérifié.

Ce fait avait été constaté tout d'abord par M. Cavalier avec les acides monoéthylphosphorique (1) et monoallylphosphorique (2).

Au mois de décembre 1897, MM. H. Imbert et Astruc étaient arrivés à la même constatation avec l'acide glycérophosphorique (3). J'ai moi-même continué ces recherches sur les acides monoéthyl (4) et monophénylphosphoriques (5), ce qui démontre bien que l'existence d'un radical d'alcool à fonction carbure saturé, carbure non saturé, carbure benzénique ou dialcool, est sans influence sur la basicité de ces acides vis-à-vis des deux réactifs.

De là un moyen très simple de doser acidimétriquement ces corps lorsqu'ils sont en solution.

Une molécule d'acide monoalcoylphosphorique correspond à une molécule d'alcali en présence d'héliantine A et à deux molécules en présence de phénolphtaléine.

Dosage volumétrique des acides dialcoylphosphoriques. — Il y avait tout lieu de prévoir que ces acides devaient être saturés par la même quantité d'alcali à l'héliantine et à la phtaléine.

D'ailleurs, dès le début, je m'étais aperçu de ce fait, en faisant l'acidimétrie de la solution brute provenant de l'action de l'anhydride phosphorique sur les alcools. Si, comme il a été indiqué au début, on dissout dans l'eau le liquide sirupeux formé dans cette réaction et qu'on procède à l'acidimétrie, on constate que la quantité d'alcali nécessaire au virage à l'hé-

(1) C. R., t. CXVIII, p. 1275, 1894.
(2) C. R., t. CXXI, p. 69, 1895.
(3) C. R., 13 décembre 1897.
(4) C. R., 18 avril 1898.
(5) C. R., 31 mai 1898.

liantine est supérieure à celle qu'il faut pour aller de l'héliantine à la phtaléine.

Or, dans ce mélange, comme je l'ai démontré, il n'existe pas
trace d'acide métaphosphorique. D'autre part, l'acide phosphorique étant, comme les acides monoalcoylphosphoriques
eux-mêmes, monobasique à l'héliantine et bibasique à la phtaléine, l'excès de l'alcali déterminé dans la première partie de
l'opération ne peut être exigé que pour la neutralisation de
l'acide dialcoylphosphorique, lequel donne alors un dialcoyl-
phosphate alcalin neutre en même temps aux deux réactifs.

La démonstration n'était pas suffisante ainsi et pendant que
je préparais de l'acide diamylphosphorique, M. Cavalier
reprenant son travail de 1894, démontrait que les acides diméthyl, diéthyl et dialhylphosphoriques en solution se condui-
saient bien comme je l'avais prévu. Pendant ce temps, je suis
arrivé à obtenir une solution pure d'acide diamylphosphorique.

Pour cela, j'ai attaqué de l'alcool amylique par de l'anhydride
phosphorique. J'ai repris la partie sirupeuse par de l'alcool fort
et effectué des précipitations fractionnées dans cette solution
alcoolique. Il y a lieu de remarquer, dans ce cas, que c'est le
diamylphosphate monoplombique qui se précipite le premier.
En effet, ce précipité bien lavé à l'alcool, puis séché, contenait
33,50 pour 100 de plomb, alors que la formule

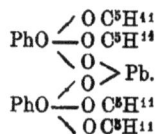

$$PhO \underset{\diagdown O}{\overset{\diagup O\,C^5H^{11}}{-}} O\,C^5H^{11} \atop \overset{O}{\underset{\diagup O}{\diagup}} > Pb. \atop PhO \underset{\diagdown O\,C^5H^{11}}{\overset{\diagup}{-}} O\,C^5H^{11}$$

exigerait théoriquement 33,33 pour 100 de métal.

Ce sel décomposé par l'hydrogène sulfuré donne une solution qui se trouve neutralisée en même temps à l'héliantine et
à la phtaléine, d'où la conclusion que les acides dialcoylphosphoriques sont monobasiques à ces deux réactifs et qu'ils

peuvent être dosés volumétriquement au moyen d'une solution alcaline, *une molécule d'alcali correspondant à une molécule d'acide dialcoylphosphorique.*

Dosage volumétrique d'un mélange d'acides mono et dialcoylphosphoriques et d'acide phosphorique. — MM. H. Imbert et Astruc(1), en s'occupant des essais des glycérophosphates et de l'acide glycérophosphorique, ont montré que l'on pouvait doser très approximativement et par simple acidimétrie un mélange d'acide phosphorique et d'acide glycérophosphorique, en effectuant deux opérations successives avec ou sans chlorure de calcium, à partir du moment où le liquide est neutre à l'héliantine. On a alors les deux systèmes de réactions :

1° Sans CaCl².

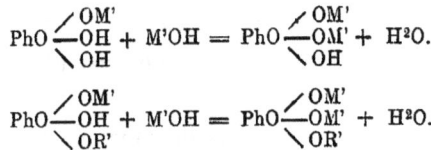

2° Avec CaCl².

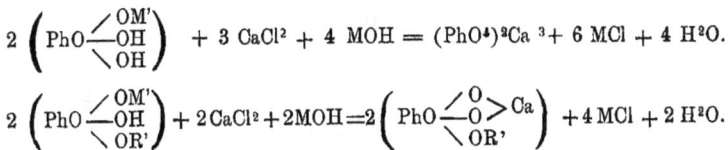

Ce procédé de dosage est encore applicable dans le cas dont il s'agit. Soit en effet un volume déterminé de solution contenant le mélange, l'acide phosphorique, comme les acides monoalcoylphosphoriques, étant monobasique à l'héliantine et bibasique à la phtaléine, tandis que l'acide dialcoylphospho-

(1) J. Ph. et Ch. [6] t. VII, p. 5, 1898.

rique est monobasique, il faudra un volume plus grand de solution alcaline titrée pour neutraliser à l'héliantine et la différence entre les deux volumes déterminés représentera la quantité d'alcali nécessaire pour la neutralisation de l'acide dialcoylphosphorique. Si l'on part alors de la neutralisation du mélange à l'héliantine *avec* et *sans* addition de chlorure de calcium et que l'on en fasse l'acidimétrie à la phtaléine, on trouvera qu'il faut plus de solution titrée alcaline dans le second cas.

L'excès d'alcali, déterminé par ces deux dosages, est proportionnel, d'après les équations précédentes à la quantité d'acide phosphorique libre existant dans le mélange. D'où il est facile de déduire par simple calcul cette quantité.

D'autre part, la différence entre l'excès d'alcali ainsi déterminé et la quantité employée lors de l'opération, sans chlorure de calcium, permet d'évaluer le volume de liquide employé pour la transformation du monoalcoylphosphate monométallique neutre à l'héliantine en monoalcoylphosphate dimétallique neutre à la phtaléine.

Mais ici, il convient pour la dernière partie de l'opération, c'est-à-dire pour le dosage en présence de chlorure de calcium, de prendre les précautions qui ont été si rigoureusement déterminées par les deux auteurs précédemment cités et exposées avec détail, soit dans le travail de M. Astruc (1), soit dans une note publiée par MM. H. Imbert et Pagès, à propos de l'étude des glycérophosphates (2). Je ne crois pas inutile de rapporter ici toutes ces précautions :

« Il faut remarquer, disent ces auteurs, que, si on ajoute un alcali à un phosphate monométallique, en présence de chlorure de calcium jusqu'à neutralisation à la phénolphtaline

(1) Acidimétrie de l'acide phosphorique. — Th. inaugurale. Ecole de Pharmacie de Montpellier, 1898.

(2) J. Ph. et Ch. [6] tom. VII, p. 378, 1898.

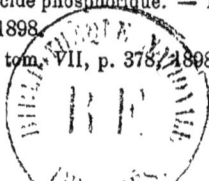

2

la quantité employée est supérieure à deux molécules pour PhO⁴II³. La coloration rosée, qui se produit d'abord, disparaît lentement par formation de phosphate polycalcique, signalé par Blarez. Mais on peut obvier à cette difficulté par le manuel opératoire suivant :

« A un volume déterminé d'une solution de phosphate, on ajoute un excès de chlorure de calcium et on neutralise à l'héliantine. On met ensuite un volume déterminé et en excès de solution alcaline titrée et quelques gouttes de phtaléine. Au moyen d'une burette graduée, on verse alors une solution titrée acide jusqu'à apparition de la couleur jaune paille de l'héliantine. Si, à ce moment, on prélève au moyen d'un agitateur une forte goutte de liquide, et qu'on la laisse tomber sur une goutte de solution alcoolique de phtaléine placée sur un fond blanc, le réactif indique encore une légère alcalinité. L'addition d'acide doit être continuée aussi longtemps que la coloration rosée se produit dans les conditions indiquées. De la quantité d'acide employée on déduit l'excès d'alcali, et par différence on aura la quantité de ce dernier corps nécessaire à la précipitation du phosphate monométallique à l'état de phosphate tricalcique. »

Les mêmes précautions devront être prises dans un mélange d'acides phosphorique et alcoylphosphoriques.

Dosage volumétrique d'un mélange des trois éthers phosphoriques et d'acide phosphorique. — Dans le paragraphe précédent j'ai indiqué comment on pouvait déterminer la quantité de chacun de ces corps, abstraction faite de l'éther neutre. Il est évident que, si l'on peut doser l'acide phosphorique total d'une liqueur contenant les quatre combinaisons, on aura par différence l'acide phosphorique de l'éther neutre.

Pour cela, j'ai tout d'abord songé à saponifier le mélange d'éthers par une solution alcoolique de potasse au réfrigérant à reflux. J'ai opéré sur le mélange des composés amyliques provenant de l'action de l'anhydride phosphorique. Par acidimétrie à l'héliantine, puis à la phtaléine avec et sans chlorure de calcium, j'ai trouvé 40,93 pour 100 grammes du mélange d'acide PhO^{4}II^3 libre ou combiné à l'état de mono et diéther. Il semblait donc qu'il ne restait plus qu'à évaluer la quantité d'acide phosphorique total après saponification.

Or, si l'on cherche à faire le dosage acidimétrique après avoir neutralisé à l'héliantine par l'addition de quelques gouttes d'acide le liquide fortement alcalin à la phtaléine, on trouve que les quantités d'alcali à ajouter pour neutraliser la liqueur à la phtaléine avec ou sans chlorure de calcium sont sensiblement les mêmes. Il en résulte que les éthers ont été seulement transformés en monoalcoylphosphate. La liqueur alcaline en excès a cependant été en contact durant quarante-huit heures, soit à l'ébullition, soit à froid avec l'éther, *qui n'a pas été saponifié.*

Pour résoudre la question, j'ai dû évaporer la solution précédente à siccité et calciner le résidu. Comme dans cette réaction, il se forme des pyrophosphates, j'ai fait bouillir pour les transformer en orthophosphates.

J'ai alors dosé acidimétriquement et pondéralement l'acide phosphorique total. Pour 7 gr. 843 de produit primitif, j'ai trouvé :

Acidimétriquement	Par les pesées
3,^{3}283	3,425 de PhO^{4}II^3,

soit 43,66 0/0.

La différence 43,66 — 40,93 = 2,73 représente la quantité d'acide phosphorique qui se trouvait dans la solution à l'état de triéther.

En résumé, le liquide contenait :

42, 88 0/0 d'acide monoamylphosphorique.

22,09 0/0 d'acide diamylphosphorique.

8,58 0/0 de phosphate triamylique.

et 6,81 0/0 d'acide phosphorique libre.

On voit que la quantité d'acides mono et dialcoylphosphorique formée est bien supérieure à celle du phosphate trialcoolique.

Les acides monoalcoylphosphoriques offrent donc, en solution, des propriétés analogues à celles que M. Joly a signalées pour l'acide phosphorique (1). Or, d'après le même auteur, on peut doser volumétriquement une solution d'acide fort, chlorhydrique, sulfurique ou azotique, avec une solution titrée de borate, l'acide borique mis en liberté est sans action sur l'héliantine. Il ressort de mes expériences que les phosphates dimétalliques et les alcoylphosphates dimétalliques se conduisent de façon analogue. Une solution titrée de ces corps permettrait de doser les acides en présence d'héliantine.

Il suffirait de ne pas perdre de vue qu'à une molécule d'acide monobasique ou une demi molécule d'acide bibasique, correspondrait une molécule de phosphate ou de monoalcoylphosphate dimétallique. Une analogie très évidente apparaît donc d'une part, entre ces sels et les borates et, d'autre part, entre l'acide borique et les phosphates ou monoalcoylphosphates monométalliques, tous neutres à l'héliantine et acides à la phtaléine.

(1) A. Joly. — Sur la saturation de l'acide phosphorique par les bases, et sur la neutralité chimique (C. R., t. XCIV. p. 529).

CHAPITRE II

CHALEURS DE NEUTRALISATION DES ACIDES ALCOYLPHOSPHORIQUES

J'ai indiqué précédemment que les chaleurs de neutralisation de l'acide phosphorique en dissolution déterminées par MM. Berthelot et Louguinine avaient conduit ces savants à admettre trois fonctions acides différentes :

1° Une fonction acide fort, analogue à la fonction de l'acide sulfurique et mesurée par un effet thermique de 14 Cal. 7 en dissolution ;

2° Une fonction acide faible analogue à la fonction de l'acide borique ou de l'acide carbonique et mesurée par un effet thermique de 11 Cal. 6 ;

3° Enfin une fonction analogue à la fonction phénolique dont l'effet thermique est mesuré par 7 Cal. 3.

Déjà en 1894, comme je l'ai rappelé dans l'introduction, M. Cavalier avait étudié les chaleurs de neutralisation à l'état dissous de l'acide éthylphosphorique; M. H. Imbert et moi, le 13 décembre 1897, avons fait présenter à l'Académie des sciences une note sur les chaleurs de neutralisation de l'acide glycérophosphorique. Il devenait intéressant de déterminer les chaleurs de neutralisation d'un certain nombre d'acides monoalcoylphosphoriques en faisant varier les fonctions du radical éthérifiant, et des acides dialcoylphosphoriques, ce qui permettait de généraliser la question. En même temps que je poursuivais ce but, M. Cavalier reprenait cette étude, et nous sommes arrivés l'un et l'autre en même temps à des conclusions identiques.

Préparation des liqueurs calorimétriques. — On fait passer un courant d'hydrogène sulfuré dans un volume déterminé d'eau distillée à laquelle on ajoute par fractions de un à deux grammes l'alcoylphosphate de plomb bien pur et finement pulvérisé. Cette précaution a pour but d'empêcher que le sulfure de plomb formé ne recouvre l'alcoylphosphate arrêtant son attaque ultérieure par l'hydrogène sulfuré.

De temps en temps on prélève une certaine quantité de liquide qu'on filtre et qu'on débarrasse de l'hydrogène sulfuré par un courant de gaz inerte à la température ordinaire, puis par le vide. Par un titrage acidimétrique à l'héliantine on détermine la concentration du liquide, et un dosage en présence de chlorure de calcium et de phtaléine permet de constater qu'il n'y a pas d'acide phosphorique dans la solution et par suite que l'acide alcoylphosphorique ne s'est pas saponifié. En opérant comme il vient d'être indiqué, on conçoit que l'on puisse obtenir des solutions de concentration donnée et en particulier contenant une molécule d'acide pour six litres de liquide. Il suffira de faire une solution un peu plus riche en acide, d'en déterminer la richesse et calculer la quantité d'eau à ajouter pour l'avoir au titre voulu.

MM. Bertholot et Longuinine ont fait pour l'acide phosphorique des solutions contenant la molécule dans six litres, parce que l'acide phosphorique est un acide tribasique. Bien que les acides monoalcoyl et dialcoylphosphorique soient respectivement bibasiques et monobasiques, j'ai dissous toujours la molécule dans six litres, alors qu'en réalité on aurait pu dissoudre dans quatre litres l'acide bibasique et dans deux l'acide monobasique. D'ailleurs les résultats obtenus par M. Cavalier avec des solutions de concentration différente concordent rigoureusement avec les miens comme, on peut le voir dans le tableau ci-dessous.

CHALEURS DE NEUTRALISATION
DES ACIDES PHOSPHORIQUE ET MONOALCOYLPHOSPHORIQUES
PAR UNE ET DEUX MOLÉCULES D'ALCALI

	Cal.			Cal.			Cal.
$PhO{<}^{OH}_{OH}$ diss. + NaOH diss. = $PhO{<}^{ONa}_{OH}$ diss. + H^2O +	14.7		$PhO{<}^{ONa}_{OH}$ diss. + NaOH diss. = $PhO{<}^{ONa}_{OH}$ diss. + H^2O +	11.6		$PhO{<}^{OH}_{OH}$ diss. + 2NaOH diss. = $PhO{<}^{ONa}_{OH}$ diss. + $2H^2O$ +	20.3

1 mol. = 8 lit.	1 mol. = 2 lit.	(Bel.) Cal.	(Cav.) Cal.	1 mol. = 8 lit.	1 mol. = 2 lit.	(Bel.) Cal.	(Cav.) Cal.	1 mol = 8 lit.	1 mol. = 2 lit.	trouvé (Bel.) Cal.	calculé Cal.
$PhO{<}^{OCH^3}_{OH}$ diss. + NaOH diss. = $PhO{<}^{OCH^3}_{OH}$ diss. + H^2O +		15.1	15.4	$PhO{<}^{OCH^3}_{OH}$ diss. + NaOH diss. = $PhO{<}^{OCH^3}_{ONa}$ diss. + H^2O +		13.7	14.1	$PhO{<}^{OCH^3}_{OH}$ diss. + 2NaOH diss. = $PhO{<}^{OCH^3}_{ONa}$ diss. + $2H^2O$ +		28.2	28.2
$PhO{<}^{OC^2H^5}_{OH}$ diss. + NaOH diss. = $PhO{<}^{OC^2H^5}_{OH}$ diss. + H^2O +		15.6	15.6	$PhO{<}^{OC^2H^5}_{OH}$ diss. + NaOH diss. = $PhO{<}^{OC^2H^5}_{ONa}$ diss. + H^2O		13.8	13.8	$PhO{<}^{OCH^3}_{OH}$ diss. + 2NaOH diss. = $PhO{<}^{OCH^3}_{ONa}$ diss. + $2H^2O$ +		29.5	29.4
$PhO{<}^{OC^2H^3(OH)^2}_{OH}$ diss. + NaOH diss. = $PhO{<}^{OC^2H^3(OH)^2}_{OH}$ diss. + H^2O +		14.9 (I. et Bel.)		$PhO{<}^{OC^2H^3(OH)^2}_{OH}$ diss. + NaOH diss. = $PhO{<}^{OC^2H^3(OH)^2}_{ONa}$ diss. + H^2O +		14.7 (I. et Bel.)		$PhO{<}^{OC^2H^3(OH)^2}_{OH}$ diss. + 2NaOH diss. = $PhO{<}^{OC^2H^3(OH)^2}_{ONa}$ diss. + $2H^2O$ +		29. » (I. et Bel.)	28.6
$PhO{<}^{OC^3H^7}_{OH}$ diss. + NaOH diss. = $PhO{<}^{OC^3H^7}_{ONa}$ diss. + H^2O +		13.5		$PhO{<}^{OC^3H^7}_{OH}$ diss. + NaOH diss. = $PhO{<}^{OC^3H^7}_{ONa}$ diss. + H^2O +		14					
$PhO{<}^{OC^4H^9}_{OH}$ diss. + NaOH diss. = $PhO{<}^{OC^4H^9}_{ONa}$ diss. + H^2O +		14.6 (Bel.)		$PhO{<}^{OC^4H^9}_{ONa}$ diss. + NaOH diss. = $PhO{<}^{OC^4H^9}_{ONa}$ diss. + H^2O +		13.8 (Bel.)		$PhO{<}^{OC^4H^9}_{OH}$ diss. + 2NaOH diss. = $PhO{<}^{OC^4H^9}_{ONa}$ diss. + $2H^2O$ +		28.7 (Bel.)	28.4
$PhO{<}^{OH}_{OH}$ diss. + KOH diss. = $PhO{<}^{OK}_{OH}$ diss. + H^2O +		15.9		$PhO{<}^{OK}_{OH}$ diss. + KOH diss. = $PhO{<}^{OK}_{OH}$ diss. + H^2O +		11.1		$PhO{<}^{OH}_{OH}$ diss. + 2KOH diss. = $PhO{<}^{OK}_{OH}$ diss. + $2H^2O$ +			27.0
$PhO{<}^{OC^2H^5}_{OH}$ diss. + KOH diss. = $PhO{<}^{OC^2H^5}_{OH}$ diss. + H^2O +		15.5 (I. Bel.)		$PhO{<}^{OC^2H^5}_{OH}$ diss. + KOH diss. = $PhO{<}^{OC^2H^5}_{OK}$ diss. + H^2O +		13.8 (I. Bel.)		$PhO{<}^{OC^2H^5}_{OH}$ diss. + 2KOH diss. = $PhO{<}^{OC^2H^5}_{OK}$ diss. + $2H^2O$ +			29.3
$PhO{<}^{OC^2H^3(OH)^2}_{OH}$ diss. + KOH diss. = $PhO{<}^{OC^2H^3(OH)^2}_{OH}$ diss. + H^2O +		15.4		$PhO{<}^{OC^2H^3(OH)^2}_{OK}$ diss. + KOH diss. = $PhO{<}^{OC^2H^3(OH)^2}_{OK}$ diss. + H^2O +		14.9		$PhO{<}^{OC^2H^3(OH)^2}_{OH}$ diss. + 2KOH diss. = $PhO{<}^{OC^2H^3(OH)^2}_{OK}$ diss. + $2H^2O$ +		29.3 (I. et Bel.)	29.5

Bel. pour Balagou ; Cav. pour Cavalier ; I. et Bel. pour Imbert et Balagou.

CHALEURS DE NEUTRALISATION DES ACIDES PHOSPHORIQUE ET MONOALCOYLPHOSPHORIQUES

PAR TROIS MOLÉCULES D'ALCALI

	Cal		trouvé Cal	calc C
$PhO \overset{ONa}{\underset{OH}{\overset{\mid}{-}ONa}}$ diss. + NaOH diss. = $PhO \overset{ONa}{\underset{ONa}{\overset{\mid}{-}ONa}}$ diss. + H²O +	7.3	$PhO \overset{OH}{\underset{OH}{\overset{\mid}{-}OH}}$ diss. + 3NaOH diss. = $PhO \overset{ONa}{\underset{ONa}{\overset{\mid}{-}ONa}}$ diss + 3H²O +	33.6	33
$PhO \overset{OCH^3}{\underset{ONa}{\overset{\mid}{-}ONa}}$ diss. + NaOH diss = ... +	(Bel.) 0.7	$PhO \overset{OCH^3}{\underset{OH}{\overset{\mid}{-}OH}}$ diss. + 3NaOH diss. = ... +	(Bel.) 29	29
$PhO \overset{OC^2H^3}{\underset{ONa}{\overset{\mid}{-}ONa}}$ diss. + NaOH diss. = ... +	1.0	$PhO \overset{OC^2H^5}{\underset{OH}{\overset{\mid}{-}OH}}$ diss. + 3NaOH diss. = ... +	29.5	30
$PhO \overset{OC^3H^5(OH)^2}{\underset{ONa}{\overset{\mid}{-}ONa}}$ diss. + NaOH diss. = ... +	(I. et Bel.) 0.1	$PhO \overset{OC^3H^5(OH)^2}{\underset{OH}{\overset{\mid}{-}OH}}$ diss. + 3NaOH diss. = ... +	»	28
$PhO \overset{OC^6H^5}{\underset{ONa}{\overset{\mid}{-}ONa}}$ diss. + NaOH diss. = ... +	(Bel.) 0.7	$PhO \overset{OC^6H^5}{\underset{OH}{\overset{\mid}{-}OH}}$ diss. + 3NaOH diss. = ... +	30.7	30
$PhO \overset{OC^2H^5}{\underset{OK}{\overset{\mid}{-}OK}}$ diss. + KOH diss. = ... +	0.8	$PhO \overset{OC^2H^5}{\underset{OH}{\overset{\mid}{-}OH}}$ diss. + 3KOH diss. = ... +	»	30
$PhO \overset{OC^3H^5(OH)^2}{\underset{OK}{\overset{\mid}{-}OK}}$ diss. + KOH diss. = ... +	(I. et Bel.) 0.4	$PhO \overset{OC^3H^5(OH)^2}{\underset{OH}{\overset{\mid}{-}OH}}$ diss. + 3KOH diss. = ... +	»	29

Bel. pour Belugou ; I. et Bel. pour Imbert et Belugou.

Les conséquences qui ressortent de l'examen de ces nombres sont des plus importantes, au point de vue théorique. Il est bon de remarquer d'abord que la quantité de chaleur dégagée par la troisième molécule d'alcali est sensiblement nulle (1), elle varie en effet avec les divers acides alcoylphosphoriques de 0 cal. 8 à 0 cal. 1.

La seconde molécule de soude ou de potasse nous a donné, à M. Cavalier et à moi, des résultats très constants, puisqu'ils varient du maximum 14,1, déterminé par M. Cavalier, pour le dérivé méthylé à un minimum 13,7, qui est la valeur obtenue par l'action d'une deuxième molécule de soude sur l'acide glycérophosphorique, avec un écart maximum de 0 Cal. 4 et une valeur moyenne de 13 Cal. 8. Cette valeur est notablement supérieure à celle (11,6) que MM. Berthelot et Louguinine ont déterminé pour l'acide phosphorique. Il est vrai que cette différence peut s'expliquer par une plus grande stabilité des alcoylphosphates dimétalliques.

Dans tous les cas, elle reste notablement inférieure à la chaleur dégagée par une première molécule d'alcali, qui a varié dans ces diverses expériences du maximum 15,6 au minimum 14,6 pour la soude, avec un écart maximum de 1 Cal. 0 et une valeur moyenne de 15 Cal. 1. Ici encore la chaleur dégagée par les acides alcoylphosphoriques est supérieure à à celle dégagée dans les mêmes conditions par l'acide phosphorique.

Il convient de noter également que l'addition simultanée de deux molécules d'alcali produit une quantité de chaleur très sensiblement égale à la somme des chaleurs de neutralisation déterminées expérimentalement.

(1) Une erreur d'expérience m'avait fait évaluer à 2 Cal. 8 la chaleur dégagée par la troisième molécule d'alcali avec l'acide éthylphosphorique (C. R., 18 avril 1898) ; de nouvelles expériences m'ont permis de confirmer le chiffre de M. Cavalier, j'ai en effet trouvé 0 Cal. 8.

Si l'on accepte la théorie de MM. Berthelot et Louguinine, qui admet dans l'acide phosphorique l'existence de trois fonctions acides différentes, accusées non seulement par les chaleurs de neutralisation, mais encore appuyée sur l'action que l'acide phosphorique exerce sur l'héliantine et la phtaléine, on est amené à penser que dans les acides monoalcoylphosphoriques les fonctions acide fort et acide faible persistent, démontrées par les chaleurs de neutralisation et l'action de ces acides sur les colorants étudiés. L'éthérification semble donc avoir porté seulement sur la fonction acide la plus faible.

Ces acides se conduisent thermochimiquement d'une part, d'autre part acidimétriquement à l'héliantine et à la phtaléine, comme les acides camphoriques dont les chaleurs de neutralisation sont :

NaOH	1re molécule	2e molécule	3e molécule
	+ 13 Cal. 57	+ 12 Cal. 70	+ 0 Cal. 47 (1)

Cependant un travail de M. de Forcrand, paru dans les comptes rendus de l'Académie des sciences (t. CXV, p. 610, 1892), infirme complètement cette interprétation.

La substitution successive d'un premier, puis d'un deuxième, enfin d'un troisième atome de sodium, aux trois atomes d'hydrogène de l'acide phosphorique dégage les quantités de chaleur suivante :

$PhO^4 H^3$ sol. + Na sol. = Hgaz. + $PhO^4 NaH^2$ sol.   + 60 Cal. 60

$PhO^4 NaH^2$ sol. + Na sol = Hgaz. + $PhO^4 Na^2H$ sol.   + 49 Cal. 20

$PhO^4 Na^2H$ sol. + Na sol = Hgaz. + $PhO^4 Na^3$ sol.   + 38 Cal. 33

$PhO^4 H^3$ sol. + 3 Na sol = 3 Hgaz. + $PhO^4 Na^3$ sol.   + 148 Cal. 13

L'auteur fait d'abord remarquer que 49 Cal. 38, moyenne des chaleurs dégagées par la substitution des trois atomes de

(1) Bull. Soc. chim. [2] t. XLV, p. 70, et Dict. de Wurtz.

sodium est très sensiblement égal à 49 Cal. **20**, nombre obtenu expérimentalement pour le deuxième atome. Il en est amené à attribuer à l'acide phosphorique une formule symétrique qu'en figure plane on peut représenter par le schéma :

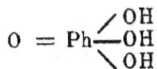

$$O = Ph \overset{\diagup OH}{\underset{\diagdown OH}{-OH}}$$

Je pense que l'on peut traduire ce fait en formule stéréochimique en considérant l'atome de phosphore comme occupant le centre d'un triangle équilatéral dont les trois sommets représentent les trois valences de ce métalloïde, les deux valences supplémentaires du phosphore pentavalent étant constituées par les deux sommets du ditrièdre construit sur le triangle équilatéral. L'atome d'oxygène serait donc lié aux deux sommets représentant ces deux valences supplémentaires, les trois oxhydriles fixés aux trois sommets du triangle équilatéral se groupent alors symétriquement autour des atomes de phosphore et d'oxygène placés au centre de gravité du solide.

On peut donc faire ressortir ainsi l'identité des trois oxhydriles qui se trouvent dans la molécule d'acide phosphorique.

Pour expliquer les différences des chaleurs de substitution des trois atomes de sodium aux trois atomes d'hydrogène, M. de Forcrand admet « la formation de combinaisons intramoléculaires qui successivement se forment et se détruisent sans qu'on puisse conclure à une dissymétrie de la formule. »

La chaleur de substitution du sodium à l'hydrogène serait ainsi donnée par le second nombre 49 Cal. 20.

M. Massol (1) donne une autre interprétation des différences de chaleur de formation des sels des acides polybasiques, qui pourrait, semble-t-il, être appliquée à l'acide phosphori-

(1) **Thèse** de doctorat ès-sciences, Paris, 1893.

que. La présence de plusieurs groupements acides dans une molécule augmente l'acidité totale, par suite de l'accumulation d'atomes d'oxygène, et ces groupements acides réagissent sur les sels formés, en donnant naissance à des sels acides. Ces idées ont été vérifiées dans la généralité des cas.

Elles ont reçu une confirmation dans l'étude des acides-alcools (tartronique (1), malique (2), citrique (3), des acides chloracétiques, bibromomalonique (4). D'où il résulte que l'introduction d'un élément électronégatif dans la molécule augmente les quantités de chaleur dégagée dans la formation des sels.

Dans toutes ces expériences, M. Massol ramène toujours les corps à l'état solide, afin d'éviter les réactions secondaires qui se produisent à l'état dissous et qui changent complètement le résultat thermique final, de telle sorte que dans certains cas les chaleurs de neutralisation fournissent des résultats contraires à ceux obtenus avec les chaleurs de formation.

En ce qui concerne les acides monoalcoylphosphoriques, les chaleurs de neutralisation sembleraient montrer que l'éthérification s'est effectuée avec l'oxhydrile le plus faible (c'est l'interprétation acceptée par M. Cavalier). Il me semble cependant qu'une pareille réaction serait contraire aux lois de la chimie, et qu'à première vue ce doit toujours être l'oxhydrile le plus énergique qui réagit. Le seul acide éther qui ait été étudié, le malonate acide d'éthyle, pourra me servir d'exemple (5). Les chaleurs de neutralisation de l'acide malonique par la potasse sont :

(1) Massol, C. R., t. CXIV, p. 422.
(2) — C. R., t. CXIII, p. 800.
(3) — C. R., t. CXIV, p. 593.
(4) — C. R., t. CXIV, p. 1200.
(5) — C. R., t. CXII.

1er KOH + 13 Cal. 36.

2e KOH + 13 Cal. 94.

et pour le malonate d'éthyle et de potasse :

KOH + 13 Cal. 45.

Les différences entre ces nombres ne fournissent qu'une indication vague, mais si l'on ramène à l'état solide, les quantités de chaleur dégagée sont :

Acide malonique	Malonate acide d'éthyle
1er KOH + 27 Cal. 87	»
2e KOH + 20 Cal. 70	+ 28 Cal. 6.

L'acide malonique ne pouvant être, d'après sa formule de constitution, qu'une acide symétrique, la deuxième molécule de potasse devrait, à *priori*, dégager la même quantité de chaleur, mais l'introduction d'un atome de potassium (élément électropositif) dans la molécule a diminué sa valeur acidimétrique, tandis que pour le malonate acide d'éthyle l'introduction du radical éthyle (très faiblement électropositif) a laissé à la molécule son affinité chimique tout entière et, dans ce cas, le malonate double d'éthyle et de potasse se forme avec un dégagement de chaleur égal à celui provenant de la formation du malonate acide de potassium.

On se trouve donc pour le moment en présence de plusieurs théories également établies sur des faits expérimentaux d'après lesquels l'acide phosphorique serait un aide tribasique à trois fonctions différentes ou à trois fonctions identiques.

Chaleurs de neutralisation des acides dialcoylphosphoriques. — Il était important, en face de ces contradictions, d'étudier la chaleur de neutralisation des acides dialcoylphosphoriques, étude que j'ai entreprise sur une solution d'acide diamylphosphorique, que l'on peut obtenir facilement pure.

Il suffit de traiter le diamylphosphate de plomb obtenu comme je l'ai indiqué, par l'hydrogène sulfuré. On ajoute le sel par fractions de deux ou trois grammes à un volume déterminé d'eau jusqu'à ce que la solution contienne une molécule d'acide pour six litres de solution, ce qui est facile à reconnaître par des dosages acidimétriques successifs. J'ai cru bon de conserver les conditions expérimentales de dilution dans lesquelles MM. Berthelot et Louguinine s'étaient placés pour l'acide phosphorique et que j'avais précédemment réalises pour les acides monoalcoylphosphoriques.

En même temps, M. Cavalier, reprenant aussi la question, déterminait les chaleurs de neutralisation des acides diméthyl, diéthyl et diallylphosphoriques (1). Je présente en un tableau les résultats obtenus par l'un et par l'autre.

CHALEURS DE NEUTRALISATION
A L'ÉTAT DISSOUS DES ACIDES DIALCOYLPHOSPHORIQUES
PAR UNE MOLÉCULE DE SOUDE.

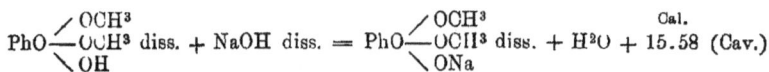

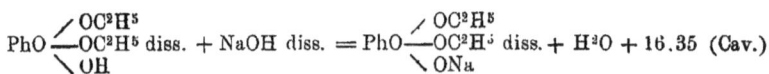

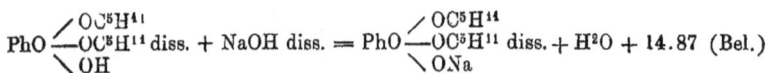

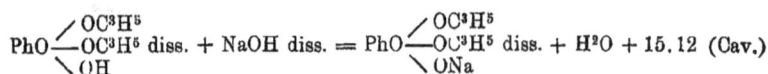

$$PhO \diagup\!\!\!\diagdown \begin{matrix} OCH^3 \\ OCH^3 \\ OH \end{matrix} \text{ diss.} + NaOH \text{ diss.} = PhO \diagup\!\!\!\diagdown \begin{matrix} OCH^3 \\ OCH^3 \\ ONa \end{matrix} \text{ diss.} + H^2O + 15.58 \text{ (Cav.)}$$

$$PhO \diagup\!\!\!\diagdown \begin{matrix} OC^2H^5 \\ OC^2H^5 \\ OH \end{matrix} \text{ diss.} + NaOH \text{ diss.} = PhO \diagup\!\!\!\diagdown \begin{matrix} OC^2H^5 \\ OC^2H^5 \\ ONa \end{matrix} \text{ diss.} + H^2O + 16.35 \text{ (Cav.)}$$

$$PhO \diagup\!\!\!\diagdown \begin{matrix} OC^5H^{11} \\ OC^5H^{11} \\ OH \end{matrix} \text{ diss.} + NaOH \text{ diss.} = PhO \diagup\!\!\!\diagdown \begin{matrix} OC^5H^{11} \\ OC^5H^{11} \\ ONa \end{matrix} \text{ diss.} + H^2O + 14.87 \text{ (Bel.)}$$

$$PhO \diagup\!\!\!\diagdown \begin{matrix} OC^3H^5 \\ OC^3H^6 \\ OH \end{matrix} \text{ diss.} + NaOH \text{ diss.} = PhO \diagup\!\!\!\diagdown \begin{matrix} OC^3H^5 \\ OC^3H^5 \\ ONa \end{matrix} \text{ diss.} + H^2O + 15.12 \text{ (Cav.)}$$

Bel. pour Belugou.
Cav. pour Cavalier.

1) C. R., 25 avril 1898.

Comme il a été démontré par les expériences précédentes que le radical de l'alcool éthérifiant est sans influence sur ces valeurs thermiques, je pense qu'il est inutile de poursuivre plus loin ces résultats qui doivent être très sensiblement indépendants du poids moléculaire du radical aussi bien que des diverses fonctions qui y persistent.

Il n'en résulte pas moins que les chaleurs de neutralisation par une molécule d'alcali de ces divers acides sont notablement supérieures aux chaleurs de neutralisation de l'acide phosphorique par la deuxième et la troisième molécule d'alcali, et que la fonction acide fort continue seule à persister. Et ici, il convient de faire remarquer qu'il n'y a plus lieu d'invoquer la présence des deux fonctions acides qui persistent dans les phosphates monométalliques.

Je pourrais ajouter que j'ai déterminé pour ma part la quantité de chaleur dégagée par l'action d'une deuxième molécule d'alcali sur l'acide diamylphosphorique et que j'ai trouvé 0 Cal. 44, nombre analogue à celui qu'une troisième molécule d'alcali donne avec les acides monoalcoylphosphoriques.

De toutes ces expériences, on peut conclure que les résultats thermochimiques en dissolution, ne permettent pas encore d'élucider la question des diverses fonctions de l'acide phosphorique.

Mais des résultats théoriques très importants se dégagent de ces expériences. On a, en effet, l'habitude de désigner sous le nom d'éther-sels, les corps provenant de la combinaison d'un acide et d'un alcool avec élimination d'un nombre de molécules d'eau, dépendant du nombre de fonctions alcooliques éthérifiés. On assimile même aux sels métalliques ces éthers, en convenant toutefois qu'il existe certaines différences basées sur la vitesse de formation des éthers et des sels, sur leur décomposition plus ou moins facile sous l'influence de l'eau.

Une différence beaucoup plus nette est établie par les expériences précédentes, entre les phosphates d'alcoyle et les phosphates métalliques. S'il existait réellement une analogie absolue entre ces deux séries de corps, les éthers monoalcoylphosphoriques devraient être comparables aux phosphates monométalliques et, comme ceux-ci, être neutres à l'héliantine, monobasiques à la phénolphtaléine.

Or mes expériences montrent que ces acides alcoylphosphoriques sont monobasiques à l'héliantine et bibasiques à la phtaléine, et que les chaleurs de neutralisation accusent encore dans ces corps deux fonctions *acides* différentes.

L'étude des acides dialcoylphosphoriques confirme ce qui précède. Il me semble donc qu'il ne peut y avoir analogie complète entre les éthers et les sels, probablement parce qu'un radical d'alcool est beaucoup moins électropositif qu'un métal. L'expression d'éther-sel ne répond donc pas rigoureusement aux fonctions qui existent dans le corps qu'elle dénomme.

CHAPITRE III

VITESSE ET LIMITE D'ÉTHÉRIFICATION
DE L'ACIDE PHOSPHORIQUE
PAR L'ALCOOL MÉTHYLIQUE

La vitesse et la limite d'éthérification de l'acide phosphorique sont faciles à évaluer en se servant des réactions que
j'ai indiquées dans le chapitre Ier, puisque j'ai pu doser volumétriquement et d'une façon suffisamment rigoureuse un mélange d'acide phosphorique et d'acides mono et dialcoylphosphoriques. Une liqueur, résultant de l'action d'acide phosphorique sur un alcool, dont l'acidité à l'héliantine est sensiblement supérieure à l'acidité à la phénolphtaléine, à partir du
virage au premier réactif, contiendra de l'acide dialcoylphosphorique. Au contraire, si les deux acidités sont identiques,
elle contiendra seulement des acides phosphorique et monoalcoylphosphorique.

J'ai étudié l'action de l'alcool méthylique (provenant de
l'oxalate de méthyle), soit en proportions équimoléculaires,
soit dans les proportions de trois molécules d'alcool pour une
d'acide.

Je me suis assuré que l'acide phosphorique répondait bien
à la formule PhO^{4}H^3. Pour cela je suis parti d'un poids déterminé d'acide phosphorique cristallisé, je l'ai titré d'abord acidimétriquement à l'héliantine, il correspondait très sensiblement à l'hydrate (PhO^{4}H^3)^2,H^{2}O. Je l'ai chauffé à une tem-

pérature de 150°, notablement inférieure à la température de 213°, à laquelle deux molécules d'acide phosphorique donnent par élimination d'une molécule d'eau de l'acide pyrophosphorique. Il faut d'ailleurs remarquer qui si l'addition d'alcali à un mélange d'acide phosphorique et de chlorure de calcium en excès, jusqu'à neutralisation à l'héliantine et dans les conditions déjà indiquées, donne naissance à du phosphate tricalcique, la présence du pyrophosphate entraîne des perturbations dans l'action des alcalis, et le virage notamment ne s'effectue plus d'une façon nette. En outre, tandis que l'acide phosphorique exempt d'acide pyro, neutralisé à l'héliantine, même en présence de chlorure de calcium, ne donne pas trace de précipité; dans le cas où il existe de l'acide pyro, il s'en produit un très net.

Il est évident que s'il ne s'est pas formé d'acide pyro dans cette opération, a *fortiori* ne s'est-il pas formé d'acide méta. D'ailleurs la réaction à l'albumine m'a permis d'affirmer l'absence de cet acide dans le produit maintenu pendant cinq heures à une température de 150 degrés.

Or l'acide ainsi desséché, dissous dans un volume déterminé d'eau et titré acidimétriquement à l'héliantine, m'a toujours donné un nombre très sensiblement égal à celui obtenu pour passer de l'héliantine au virage à la phtaléine. Du même coup, j'ai pu doser la quantité d'acide phosphorique PhO^4H^3 que j'avais dans la solution, et afin qu'on ne puisse incriminer la méthode, cependant bien établie, j'ai effectué dans la même liqueur un dosage par précipitation à l'état de phosphate ammoniaco-magnésien et pesé à l'état de pyrophosphate de magnésium.

Au bout de cinq heures de chauffe à 150° de l'acide cristallisé, j'ai trouvé pour un poids de 1 gr. 657 d'acide séché et pesé.

Acidimétriquement.	1,651
Par le phosphate ammoniaco-magnésien .	1,650

Tout ceci prouve qu'en partant de l'hydrate $(PhO\,'H^3)^2$, H^2O, on peut obtenir par simple dessiccation à 150° l'acide $PhO\,'H^3$.

Je me suis ensuite préoccupé de la pureté de l'alcool méthylique employé, je me suis servi, comme il a été indiqué, d'alcool de l'oxalate de méthyle. Ce produit m'a été livré par l'industrie dans un état de pureté très suffisant, puisque la réaction avec l'iode et la potasse ne m'a pas donné l'odeur de l'iodoforme, que j'ai pu faire apparaître dans le mélange avec des traces d'acétone, d'où je conclus que l'alcool ne contenait pas de propanone. L'indice de réfraction que j'ai déterminé au moyen du réfractomètre de Piltschikoff du laboratoire de physique (1) m'a donné la valeur :

n $=$ 1,325 à 20° pour la raie D et les auteurs indiquent un valeur n $=$ 1,329.

La densité prise à 15° est de 0,8102 les auteurs donnent 0,807 à 9° et 0,813 à 15°.

Le mélange de $PhO\,'H^3$ et d'alcool méthylique pur titré immédiatement ou au bout d'un temps variable et après avoir subi des températures de 42° et 95° ne contient jamais d'acide dialcoylé, il se forme seulement de l'acide monométhylphosphorique et toujours en quantité limitée, ce qui est un caractère de l'éthérification.

Ceci constaté, il ne reste plus qu'à doser dans ces mélanges l'acide libre et celui qui est éthérifié, en se servant de la méthode précédemment indiquée.

Mélanges équimoléculaires d'acide $PhO\,'H^3$ **et d'alcool sans eau.** — Ce qui va suivre confirme, pour l'acide phosphorique, une partie des résultats que M. le professeur

(1) Je suis heureux d'adresser ici tous mes remerciements à M. le professeur Massol, qui a mis si gracieusement à ma disposition toutes les ressources de son laboratoire.

Villiers a publiés dans sa thèse de doctorat ès-sciences en 1880, en ce qui concerne l'acide sulfurique. Cet auteur a indiqué que la limite d'éthérification de l'acide sulfurique dépend des conditions dans lesquelles les mélanges sont effectués. Par addition d'acide sulfurique dans l'alcool éthylique, M. Villiers a trouvé 4,6 pour 100 seulement d'acide éthérifié, et par l'opération inverse 45 pour 100, soit dix fois plus (1).

Avec l'acide phosphorique, soit en versant sans précaution l'alcool dans l'acide, sans me préoccuper d'autre condition que d'éviter l'évaporation de l'alcool, soit en versant petit à petit l'acide dans l'alcool et évitant toute élévation de température, je suis toujours arrivé par un titrage immédiat à une limite sensiblement la même.

Quantité d'acide éthérifié

1re expérience . . . . 26,74 %
2e expérience . . . . 27,81 %

Température de 42°. — Le liquide, maintenu alors à une température de 42° et analysé à des époques variables, m'a donné :

Durée de chauffe.	Quantité pour 100 d'acide éthérifié
Immédiatement	26,74
Après 1 h. 30'.	17,00
— 5 h. 30'.	11,90
— 20 h. 30'.	12,16
— 26 h. 45' (un jour)	10,66
— 45 h. (deux jours)	10,04
— 76 h. (trois jours)	15,50
— 149 h. (six jours).	15,56
— 166 h. (sept jours)	13,48

(1) *Loc. cit.*, p. 49.

L'examen de ces chiffres montre que la quantité d'éther formé diminue avec le temps, phénomène comparable à celui que MM. Berthelot d'abord, Villiers ensuite, ont indiqué pour l'acide sulfurique et qu'ils ont attribué à la formation d'éther oxyde. Au bout de quarante-cinq heures, on paraît arriver à la limite de 10 pour 100, mais cette limite semble relative, car à partir de ce moment la quantité a encore augmenté passant par un maximum relatif, pour atteindre la valeur 13,48 au bout de cent-soixante-six heures (sept jours). Il y a lieu de se demander si le maximum obtenu au bout de cent-quarante-neuf heures n'est pas un accident.

Température de 95°.

Durée de chauffe	Quantité pour 100 d'acide éthérifié
Immédiatement	25.81
Après 1 h.	17,77
— 6 h. 30'.	12,56
Après 24 h..	33,75
— 30 h..	13,00

Ces résultats montrent qu'on atteint immédiatement et à la température ordinaire le maximum du coefficient d'éthérification. A partir de ce moment, il diminue, mais un autre maximum paraît s'être produit après vingt-quatre heures. La quantité d'acide éthérifié, après trente heures de chauffe, n'est plus que de 13 pour 100, nombre voisin de 10,04 minimum trouvé dans la précédente expérience.

La rétrogradation n'est donc pas plus rapide à 95°, puisqu'à cette dernière température on atteint en six heures trente minutes la limite à laquelle on arrive aussi, après cinq heures trente minutes, à 42°.

Mélange dans les proportions d'une molécule d'acide PO^4H^3 et trois molécules d'alcool sans eau. — Il m'a paru intéressant de voir quelle serait l'action d'un excès d'alcool sur l'acide phosphorique. M. Villiers a, en effet, démontré dans le travail déjà cité (1), qu'un excès d'alcool éthylique agissant sur l'acide sulfurique, augmente d'une façon notable la quantité d'éther formé.

Dans mes expériences, le coefficient d'éthérification, comme le montre le tableau suivant, est très sensiblement indépendant de l'excès d'alcool.

Température de 42°.

Durée de chauffe.	Quantité pour 100 d'acide éthérifié.
Immédiatement	23,43
Après 2 h..	28,55
— 22 h. 30' (un jour)	19,26
— 51 h. (deux jours)	14,83

De plus, nous constatons encore, dans ce cas, le phénomène de rétrogradation, mais la vitesse en est sensiblement diminuée par l'excès d'alcool, puisque, au bout deux heures, il y a une légère augmentation de l'acide éthérifié, alors que dans le mélange équimoléculaire on n'a plus au bout d'une heure que 17 pour 100. On trouve encore dans le second mélange, après cinquante et une heures de chauffe 14,83 pour 100, alors que dans le premier, au bout quarante-cinq heures, il n'y a a plus que 10,04 pour 100.

Mélange équimoléculaire d'acide phosphorique cristallisé. — *(PhO⁴H³)²HO³ et d'alcool (6,47 pour 100 d'eau).* *Température 42°.*

Durée de chauffage	Quantité pour 100 d'alcool éthérifié
Immédiatement.	4,35
Après 2 h. 30'	2,67
— 21 h. 30' (un jour)	5,67

(1) *Loc. cit.*, p. 49.

Après   50 h.   (deux jours).   9,82
   —   70 h.   (trois jours).   5,50

La limite d'éthérification est d'abord bien plus faible qu'en
l'absence d'eau. Elle est immédiatement atteinte et la quantité
d'acide éthérifié va à partir de ce moment en rétrogradant.

Nous observons cependant après cinq heures un maximum
relatif, accusé cette fois dans deux expériences faites à des
époques différentes qui viennent indiquer que les maxima
observés précédemment n'étaient pas un accident, mais bien
un fait constant.

Température ordinaire 22°.

J'ai voulu compléter ces résultats en titrant après plusieurs
jours les mélanges précédents conservés à la température
ordinaire du laboratoire. Ils étaient contenus dans des fioles
bien bouchées conservées dans une armoire desséchante.

J'ai obtenu les nombres suivants :

Premier mélange équimoléculaire,
    titré immédiatement... . . . . .   26.74 % d'acide éthérifié.
Après onze jours . . . .   14.65 %   —

Deuxième   mélange   équimolécu-
    laire, titré immédiatement. . .   25.81 %   —
Après dix jours. . . . .   12.88 %   —

Mélange $PhO^4H^3 + 3\ CH^3OH$, titré
    immédiatement. . . . .   23.43 %   —
    Après dix-sept jours . . . . .   16.76 %   —

Si l'on compare maintenant les divers résultats de toutes
ces expériences, on voit que la limite d'éthérification de l'acide
phosphorique est atteinte immédiatement à la température
ordinaire, cette limite correspond certainement d'ailleurs à
un état d'équilibre dû à la présence simultanée dans le mélange de l'acide phosphorique, de l'alcool méthylique, de

l'acide monométhylphosphorique et de l'eau provenant de l'éthérification. Quelle que soit ensuite la température, de l'oxyde de méthyle doit prendre naissance comme dans le cas de l'acide sulfurique étudié par M. Villiers, déterminant ainsi un nouvel état d'équilibre dont la limite est très sensiblement égale à 10 % d'acide éthérifié.

La présence d'un excès d'alcool ne change pas la limite, mais retarde la rétrogradation. L'influence d'une petite quantité d'eau (6,5 % environ) est considérable puisque la limite tombe alors de 26 — 28 %, à 4 %. Quant au minimum relatif observé, je ne peux jusqu'à présent que constater un fait sans tirer des conclusions pour l'interprétation des résultats. Il faudrait examiner, comme l'a fait M. Villiers, l'action de l'acide phosphorique sur l'éther oxyde.

Je viens d'ébaucher l'étude de l'éthérification de l'acide phosphorique, je ne me dissimule point qu'elle est incomplète et j'ai simplement voulu montrer dans ce chapitre que les procédés d'analyse indiqués permettent de pousser plus loin ce travail.

Et, comme rien de ce qui est scientifique ne saurait être étranger à la pharmacie, il y a tout lieu de penser qu'il conviendrait d'étudier l'éthérification de la glycérine par l'acide phosphorique. Il en résulterait des indications précieuses au point de vue du rendement en acide glycérophosphorique dont les sels sont aujourd'hui si souvent employés en thérapeutique.

Au surplus, au commencement de ce travail, j'ai dû me préoccuper de l'analyse des mélanges obtenus par l'action de l'anhydride phosphorique sur les alcools, et j'ai pu ainsi me convaincre que la quantité d'acide éthérifié par ce procédé est toujours considérablement supérieure à celle que l'on obtient par l'acide phosphorique même anhydre.

Ainsi pour les alcools méthylique et éthylique, la quantité

d'éther formé au moyen de P^2O^5 correspond avec le premier
à 94 % de l'acide et avec le second à 95 % représentant
55,76 % d'acide monométhylé pour 38.28 % de diméthylé
et 44,74 % d'acide monoéthylé pour 55 % d'acide diéthylé.

Avec le glycérine le résultat est inférieur puisqu'on obtient
seulement la valeur 57 % dont 26,19 à l'état de monoéther,
et 30,95 à l'état de diéther. Mais, je le répète, ce sont là
simplement les bases d'un long travail que nous poursui-
vons.

CONCLUSIONS
ET DISCUSSION GÉNÉRALE

Je résumerai en quelques lignes les résultats obtenus dans ce travail :

I. — J'ai indiqué un procédé général de préparation des alcoylphosphates de plomb basé sur la précipitation fractionnée par l'acétate de plomb d'un mélange d'acide phosphorique et d'acides monoalcoyl et dialcoylphosphoriques.

Je montre, d'autre part, que :

II. — Les acides mono-alcoylphosphoriques sont tous monobasiques à l'héliantine A et bibasiques à la phtaléine du phénol et peuvent être dosés acidimétriquement à l'un quelconque de ces réactifs ;

III. — Les acides dialcoylphosphoriques sont monobasiques à l'héliantine A et à la phtaléine et peuvent en conséquence être dosés de la même façon ;

IV. — Le procédé acidimétrique Imbert et Astruc, basé sur l'emploi du chlorure de calcium, permet de titrer un mélange soit d'acides phosphorique et monoalcoylphosphorique, soit d'acides phosphorique, mono et dialcoylphosphoriques ;

V. — Les chaleurs de neutralisation des acides monoalcoylphosphoriques confirment les réactions précédentes ;

VI. — Les chaleurs de neutralisation des acides dialcoylphosphoriques sont comparables aux chaleurs de neutralisation des acides phosphorique et monoalcoylphosphorique par une seule molécule d'alcali ;

VII. — L'éthérification de l'acide phosphorique semble faire disparaître l'acidité la plus faible, mais on peut dire aussi que l'introduction d'un radical alcoolique ne modifie pas l'énergie thermique de l'acide phosphorique en dissolution, l'on peut expliquer ces faits en admettant, comme M. Massol l'a indiqué pour les polyacides organiques : 1° la formation de sels acides dus à la présence de plusieurs oxhydriles ; 2° que l'introduction d'un radical alcoolique très faiblement électropositif n'amène aucun changement sensible dans la valeur acidimétrique de la molécule ;

VIII. — J'ai établi aussi, la limite d'éthérification de l'acide phosphorique avec l'alcool méthylique. Cette limite est indépendante des conditions dans lesquelles on fait le mélange d'alcool et d'acide ;

IX. — La chaleur fait rétrograder le coefficient d'éthérification et la limite finale est voisine de 10 $\%$ de l'acide existant dans le mélange.

X. — La présence d'une petite quantité d'eau diminue d'une façon très notable la valeur de ce coefficient, ce que j'ai confirmé en montrant que la quantité d'acide phosphorique éthérifié par l'action de l'anhydride est beaucoup plus considérable que lorsqu'on opère avec l'acide phosphorique PhO^4H^3.

Ces conclusions soulèvent une discussion théorique importante.

D'abord, suivant M. Berthelot, les chaleurs de neutralisation des acides phosphorique et monoalcoylphosphorique conduiraient à admettre dans l'acide PhO^4H^3 trois fonctions bien différentes : acide fort, acide faible et une fonction comparable à la fonction phénolique

Cette manière de voir est appuyée, non seulement sur les phénomènes calorimétriques, obtenus par la neutralisation de l'acide en liqueurs étendues, mais encore sur l'action que ces acides exercent sur l'héliantine et sur la phtaléine et l'on pourrait établir une certaine analogie entre ces acides et les acides camphoriques indépendamment de toutes les hypothèses faites sur la constitution de ces derniers.

Si leurs chaleurs de neutralisation ne sont pas rigoureusement les mêmes que celles des acides phosphorique et alcoylphosphorique, la différence est cependant du même ordre et leur action sur les deux réactifs héliantine et phtaléine absolument identique.

Contre cette interprétation s'élèvent les recherches de M. de Forcrand qui admet trois fonctions acides semblables en faveur desquelles militent les conditions complexes d'expérience pour la chaleur de neutralisation. Cependant, l'action de l'acide phosphorique et des monoéthers sur les deux réactifs témoins semble bien indiquer qu'ils ne sont pas tribasiques et bibasiques au même titre que l'acide sulfurique est bibasique, puisque ce dernier se conduit de la même manière à l'héliantine et à la phtaléine.

De plus les chaleurs de neutralisation des acides dialcoylphosphoriques restent très voisines de celles des acides phosphoriques et monoalcoylphosphoriques par une seule molécule d'alcali. Ici encore la fonction acide fort semble persister seule à la suite de l'éthérification.

Il me semble enfin que l'on peut aussi expliquer tous ces résultats en adoptant l'interprétation de M. Massol, indiquée plus haut. L'acide phosphorique contiendrait trois oxhydriles semblables qui, en présence des bases, sembleraient réagir différemment et cela par suite de l'influence réciproque qu'ils exercent les uns sur les autres.

Mais le doute plane encore sur la question.

C'est pour cela que j'ai commencé l'étude de l'éthérification qui déjà m'a donné, comme on l'a vu dans le chapitre III, un certain nombre de résultats intéressants, tels que les limites d'éthérification et les phénomènes de rétrogradation.

Je me réserve de poursuivre ces expériences en collaboration avec M. H. Imbert.

INDEX BIBLIOGRAPHIQUE

———

BERTHELOT et LOUGUININE. — Recherches thermiques sur l'acide phosphorique (Annales de Chimie et de Physique [5], t. IX, p. 23, 1876).

VILLIERS (A.). — De l'éthérification des acides minéraux (Thèse de doctorat ès-sciences, Paris, 1880).

JOLY (A.). — Sur la saturation de l'acide phosphorique par les bases et sur la neutralité chimique (Comptes rendus de l'Académie des sciences de Paris, t. XCIV, p. 529, 1882).

MASSOL (G.). — Sur les malonates acides de potasse et le quadroxalate de potasse (Comptes rendus, t. CX, p. 793, 1890).

— Étude thermique des acides organiques bibasiques à fonctions simples (Comptes rendus, t. CXII, p. 1062, 1891).

— Sur l'acide malique actif et les malates de potasse et de soude (Comptes rendus, t. CXIII, p. 800, 1891).

— Influence de la fonction alcool (Comptes rendus, t. CXIII, p. 1047, 1891).

— Sur l'acide tartronique et les tartronates de potasse et de soude (Comptes rendus, t. CXIV, p. 422, 1892).

— Sur l'acide citrique ou oxycarballylique (Comptes rendus, t. CXIV, p. 593, 1892).

— Sur l'acide bibromomalonique (Comptes rendus, t. CXIV, p. 1200, 1892).

— Étude thermique des acides organiques et plus particulièrement des acides de la série oxalique (Thèse de doctorat ès-sciences, Paris, 1893).

FORCRAND (DE). — Sur la valeur thermique des trois fonctions de l'acide orthophosphorique et sur sa constitution (Comptes rendus, t. CXV, p. 610, 1892).

Cavalier (J.). — Sur l'acide monoéthylphosphorique (Comptes rendus, t. CXVIII, p. 1275, 1894).

— Sur les éthers phosphoriques de l'alcool allylique (Comptes rendus, t. CXXI, p. 69, 1895).

Imbert (H.) et Astruc. — Sur la neutralisation de l'acide glycérophosphorique par les alcalis en présence de l'héliantine A et de phénolphtaléine (Comptes rendus, 13 décembre 1897).

Imbert (H.) et Belugou (G.). — Chaleurs de neutralisation de l'acide glycérophosphorique (Comptes rendus, 13 décembre 1897).

Cavalier (J.). — Sur les mono-éthers phosphoriques (Comptes rendus, 18 avril 1898).

Belugou (G.). — Chaleurs de neutralisation de l'acide éthylphosphorique (Comptes rendus, 18 avril 1898).

Cavalier (J). — Sur les diéthers phosphoriques (Comptes rendus, 25 avril 1898).

Belugou (G.). — Chaleurs de neutralisation de l'acide phénylphosphorique (Comptes rendus, 31 mai 1898).

Astruc (A.). — Contribution à l'étude des glycérophosphates (Journal de Pharmacie et de Chimie [6], t. VII, p. 5, 1898).

— Acidimétrie de l'acide phosphorique (Thèse de pharmacien de 1re classe, Montpellier, 1898).

Imbert (H.) et Pagès (J.). — Étude critique des procédés de dosage volumétriques des glycérophosphates (Journal de Pharmacie et de Chimie [6], t. VII, p. 378, 1898).

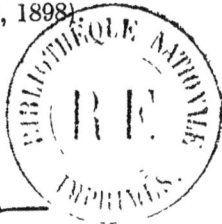

www.ingramcontent.com/pod-product-compliance
Lightning Source LLC
Chambersburg PA
CBHW071351200326
41520CB00013B/3182